MÉMOIRE

SUR

LES FIÈVRES INTERMITTENTES

DU DÉPARTEMENT DE LA CORRÈZE.

PAR P. FÉLIX VIDALIN,

DOCTEUR EN MÉDECINE DE LA FACULTÉ DE PARIS.

Sublatâ causâ, tollitur effectus.

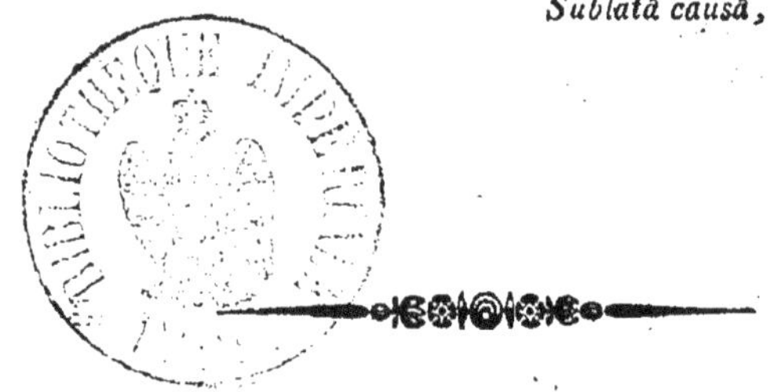 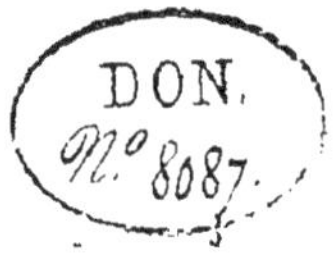

A PARIS,

Chez Mlle DELAUNAY, Libraire, rue St.-Jacques, N.° 71.

A TULLE,

Chez DRAPPEAU Frères, Libraires, place St.-Julien.

TULLE, DE L'IMPRIMERIE DE J.-M. DRAPPEAU.

1825.

MÉMOIRE

SUR

LES FIÈVRES INTERMITTENTES

DU DÉPARTEMENT DE LA CORRÈZE.

LES fièvres intermittentes (1) sont une des altérations humaines les plus communes. Leur empire s'étend sur toute la terre. Depuis les pôles jusqu'à l'équateur, partout elles marquent des victimes. Mais cet empire ne s'exerce pas avec la même rigueur sur toutes les divisions de la terre. Dans certaines régions, ces fièvres n'occupent qu'une part ordinaire dans la masse des affections de ces pays; dans d'autres, au contraire, elles sont considérées comme affection principale et requièrent d'une manière très-active l'attention du Médecin.

Aussi de tout temps, chez toutes les nations et dans chacune des divisions territoriales d'un pays, les fièvres intermittentes ont-elles été l'objet de nombreux écrits. La nature de la maladie, ses

---

(1) Médecin physiologiste, je n'attache pas à ce mot l'idée ancienne; je ne vois dans toutes les fièvres que des gastro-entérites primitives ou secondaires. Forcé de conserver l'expression de fièvre intermittente pour être compris de tout le monde, je devais cette explication.

causes, les moyens de les écarter et de combattre la maladie existante, ont été le motif de nombreuses dissertations.

Le département de la Corrèze, où je réside, n'a point encore subi un pareil examen ; tout néanmoins l'y provoque : la multiplicité, la rigueur de cette maladie et les préjugés déplorables qui en gouvernent le traitement.

Le Mémoire que j'écris sera divisé en trois parties :

La première comprendra l'historique de la maladie ;

La seconde traitera des causes productrices de la maladie ;

La troisième exposera les moyens d'arrêter le mal, en s'opposant au développemént des causes qui le provoquent.

Historique de la maladie.

Les fièvres intermittentes sont le fléau du département de la Corrèze ; elles y règnent sous toutes leurs formes. C'est là qu'on peut, à loisir, observer leurs types variés de continue, tierce, quarte, etc., et cette observation n'admet point de relâche durant les quatre divisions de l'année. Toutes ces époques ne sont néanmoins pas également abondantes en ces maladies ; leur plus forte multiplicité s'observe en automne, elles diminuent en hiver pour recommencer au printems et s'affaiblir en été. Elles frappent tous les âges, tous les sexes, plus particulièrement cependant les enfans que les adultes et les vieillards. Elles atteignent indistinctement l'habitant des villes comme l'habitant des campagnes; il faut le dire cependant, leur quantité dans les villes est infiniment petite, comparativement à celle des campagnes. Dans ces derniers lieux, leur nombre est tel qu'il est peu de maisons qui ne comptent un ou deux fébricitans par intermittence, chaque année. On y rencontre même quelquefois toute une maison fébricitante par intermittence.

Cette fréquence, cette généralité de la fièvre intermittente a consacré le triste préjugé que la maladie est inévitable, inséparable de la nature du pays; d'où résulte l'indifférence des moyens hygiéniques par lesquels on cherche ailleurs à la prévenir; et la considération de n'avoir qu'un accès sur deux jours communément, hors le temps de l'atteinte du mal, de pouvoir reprendre ses travaux, ses habitudes, de manger, de boire, de vaquer à toutes ses fonctions; et l'expérience acquise de voir souvent ces maladies céder d'elles-mêmes sans aucune provocation de traitement, après un nombre plus ou moins considérable d'accès, mettent les malades dans l'insouciance la plus complète à l'égard de leur mal, surtout ceux de la campagne où c'est une chose absolument inusitée d'aller combattre le mal à son début.

Cependant, souvent la maladie, au lieu de

céder après quelques accès, se prolonge pendant
un, deux, trois, quatre mois; le malade maigrit,
se décolore, il perd ses forces : la langueur s'empare de lui, il se sent impropre à ses travaux, il
devient inquiet sur sa destinée; préoccupé de l'idée
de son mal. il s'imagine alors de sortir de la merci
du hasard pour combattre activement la maladie
par quelque pratique en faveur. Mais ignorant,
faible, crédule, superstitieux, c'est au charlatanisme qu'il va se vouer. Les uns, et ce sont là les
plus innocens, lui conseillent l'application autour
du col d'amulettes, se composant de quelque nippe
ou de quelque fragment osseux, auquel le médi-
castre attache les plus hautes vertus. Le malade
guérit quelquefois par la révulsion qu'établit sur
le cerveau l'impression morale de la conviction.
Dans le plus grand nombre des cas, les espérances
du malade trompées vont chercher ailleurs des
médicamens plus matériels. Il faut, disent-ils,
dans leur langage presque toujours métaphorique,
rompre les fièvres, et il est dans ce pays grand nombre de ces *rompeurs avoués de fièvre*. Ces médicas-
tres, sous l'inspiration téméraire et inconsidérée
du charlatanisme, sans aucune considération de
l'état d'irritation plus ou moins profonde des surfaces muqueuses intestinales, sans aucun égard
pour le tempérament, l'âge, l'état des forces du
sujet, le condamnent à avaler des infusions et des
décoctions des herbes les plus aromatiques et les
plus amères. A ces préparations sont surajoutées

des quantités plus ou moins considérables de vin ou d'eau-de-vie. Le malheureux patient, soumis à ce breuvage toxicologique, voit quelquefois ses accès de fièvre s'arrêter tout-à-coup, et cela a lieu lorsque la force du sujet et l'état peu décidé de l'irritation muqueuse intestinale ont favorisé cette médication ; mais chez le plus grand nombre des fébricitans, l'accès qui suit cette médication est violent ; la continuité succède à l'intermittence, et souvent le malade, livré à cette véhémente surexcitation, voit dans l'espace de peu de jours sa destruction s'opérer. Si le malade est assez heureux pour échapper à ce désastre, son état s'améliore par la succession du temps. Plus tard, l'intermittence reparaît, et le malade rentre dans les premières conditions de la maladie, à l'affaiblissement près résultant des graves atteintes qu'il a soutenues. Au bout de quelque temps, le malade est sollicité par de perfides conseils à entreprendre une nouvelle médication ; et partant de l'idée fausse que le défaut de succès n'a tenu qu'à la faiblesse du médicament précédent, l'activité du breuvage toxicologique est redoublée ; le malade recommence sur de nouveaux frais, et souvent dans cette épreuve périlleuse il laisse la vie. Tout récemment, deux fébricitans par intermittence ont ainsi péri dans le voisinage de l'endroit où j'écris ce Mémoire (1), aux lieux dits Souilhabou et la Borie, commune de Naves.

____

(1) Chàsarain, commune de Naves.

Ceux qui, moins imprudens, ne s'abandonnent qu'aux pratiques d'un charlatanisme modéré, végètent, languissent pendant plusieurs mois, souvent une année entière et au-delà ; ils deviennent couleur citron : tout le tissu cellulaire sous-cutané s'infiltre, spécialement celui du visage, au pourtour du nez, dans les régions des paupières et des lèvres ; les conjonctives se colorent en jaune ; l'appétit diminue de jour en jour et finit par se perdre ; les forces éprouvent une dégradation également successive ; il y a empâtement au ventre ; la peau est sèche, rugueuse ; les déjections alvines sont ou très-liquides ou très-dures ; les urines sont épaisses, albumineuses ; tous les traits de la langueur et du dépérissement se dessinent successivement sur le visage du fébricitant moribond ; la consomption arrive à son dernier terme, et le malheureux patient abandonne une vie qu'il ne peut plus retenir, dans un accès qui est le dernier de tous et la fin de sa longue et cruelle agonie. Qu'il me soit permis ici de tracer l'histoire d'une de ces déplorables victimes de la fièvre intermittente, qui en éprouva toutes les douleurs et qui en présenta les stygmates les plus extraordinaires.

T..... du village de Madelmont, commune de Naves, homme adulte, marié, fut atteint vers la fin de l'année 1822 de fièvre intermittente au type tierce. Suivant l'usage de son pays, il se soucia peu de cette maladie débutante, qui ne lui interdisait son travail et ses habitudes qu'un jour sur deux. Il laissa aller la maladie. Ce ne fut qu'au troisième mois de sa durée qu'il commença à s'en inquiéter. Il eut recours alors aux amulettes et autres pratiques innocentes et superstitieuses, que sa crédulité appela vainement à son secours. Son espoir, déçu de ce côté, s'adressa à un charlatanisme plus actif. Il fut soumis par lui à prendre des breuvages composés de plantes amères et aromatiques fortement dosés. Cette médication eut pour résultat d'empirer les accès qui acquirent plus de violence. Nouvelles médications furent faites, nouvelles exaspérations s'en suivirent; T..... fatigué de souffrir, se sentant dépérir, et provoqué par les craintes et les inquiétudes de sa femme, qui commençait à voir dans ses traits et sa couleur des signes sensibles d'une altération profonde, fut consulter en ville; on lui prescrivit un breuvage qui se composait d'une infusion d'écorce de cannelle dans du vin. La fièvre manqua d'un accès, le surlendemain elle recommença avec une exaspération inaccoutumée; nouvelles médications, nouvelles atteintes; la fièvre, à la suite d'une d'elles, passa à l'état continu, puis reprit l'intermittence. T..... découragé par l'impuissance des efforts nombreux qu'il avait faits pour guérir, affaibli par leurs résultats débilitans et par les progrès croissans de la maladie, avait renoncé pour toujours aux médicamens; il n'attendait plus aucuns secours des hommes; il s'était résigné à sa malheureuse destinée, lorsque ma présence nouvelle dans son voisinage vint jeter encore une lueur d'espoir dans son esprit abattu. Il me fit appeler et me parut tel que je vais le dire : Son aspect était effrayant, toute sa peau était colorée en noir comme celle d'un habitant de la Guinée; son visage portait l'empreinte du marasme le plus profond; ses yeux, circonscrits par des paupières flétries, s'étaient retirés au fond de leurs orbites, et leur conjonctive d'un blanc jaunâtre saillissait brusquement sur la couleur noire du visage. La figure était allongée et ridée, presque tous les muscles de cette région s'y dessinaient, et les pommettes décharnées s'élançaient de la surface du visage applatie par le marasme. La langue était épaisse, volumineuse et recouverte d'un enduit blanchâtre; le malade avait perdu l'ouïe durant la maladie; sa physionomie portait le caractère de l'hébétude; il y avait une diminution notable dans les facultés intellectuelles. Il avait peine à suivre une conversation sérieuse; sa peau était sèche, aride et d'une odeur infecte. Le ventre s'était retiré sur la colonne vertébrale; il était dur, du reste sans douleurs sensibles; les urines étaient épaisses, albumineuses; les excrétions alvines très-liquides et souvent évacuées avec un sentiment de douleur dans toute la région abdominale. Ce malheureux, qui n'était connu dans le pays que sous le nom d'*homme noir*, et dont la maladie y est devenue historique, succomba, quelque temps après ma visite, épuisé par les douleurs et les évacua-

tions d'une dyssenterie qui fut le dernier trait
du déplorable tableau de sa maladie.

Des causes productrices de la fièvre intermittente.

Le département de la Corrèze est une portion
considérable de ce vaste plateau sur lequel, presqu'au sein de la France, surgissent majestueu-
sement les hautes montagnes de l'Auvergne, dont
les points les plus élevés sont le Mont-d'Or, le
Puy-de-Dôme, le Plomb-du-Cantal et le Puy-Marie.
Ce plateau, partout sillonné et raviné, présente des
coupûres profondes, dont les parties basses for-
ment des vallons, et les parties supérieures des
montagnes très-sensibles pour ces vallons. Ces
montagnes de premier et de second ordre, points
élevés du pays, qui sont fréquemment en contact avec l'eau suspendue dans l'air sous forme
de nuages, sont le réceptacle d'une quantité considérable d'eau, qui après avoir humecté ces plans
supérieurs, arrive par un nombre infini de voies,
obéissant aux lois de la gravitation, dans les vallons, où elle entretient des ruisseaux, des rivières,
en quantité prodigieuse, et un fleuve considérable, la Dordogne.

Aussi, de cette circonstance de recevoir une
très-grande masse d'eau, d'en subir la circulation
sur des points très-multipliés de sa surface, résulte
pour le sol de la Corrèze une constitution aérienne
très-humide. Cette influence de l'eau est plus
sensible en hyver, à cette époque de l'année où la

raréfaction de la chaleur rend l'évaporation plus condensée; et si dans les saisons chaudes, telles que la fin du printemps, tout l'été et le commencement de l'automne, l'abondance de la chaleur la rend moins active, elle reprend son empire durant la nuit en l'absence du soleil producteur de la chaleur. Les nuits sont ici fraîches durant tout le cours de l'année; des masses de brouillard, sinueuses et allongées, indiquent en toute saison, pendant la nuit, à l'observateur le passage des eaux circulantes; et ces ondulations nébuleuses, dont les directions, les volumes et les formes varient à l'infini, ainsi que les plans terrestres qu'elles circonscrivent, offrent un spectacle éminemment pittoresque.

De cette constitution de l'air du département de la Corrèze que je viens d'exposer, résulte la connaissance d'une cause des fièvres intermittentes : l'humidité de la température, état de l'air signalé par tous les médecins qui ont écrit sur ces maladies comme une cause active de leur production.

Si l'on continue à observer physiquement ce pays, on y découvre bientôt une autre source de la fièvre intermittente. L'on cherche ici par tous les moyens imaginables à étendre les eaux pour former des prairies; le sol, où les plans terrestres varient à tout instant de formes, de directions et de situations, offre un nombre très-considérable de plans encaissés. De cette tendance à multiplier

(13)

les arrosemens, ce qu'on ne peut obtenir qu'en
forçant les directions des eaux et de la disposition
des surfaces terrestres, résultent une série de plans
marécageux, d'une étendue à la vérité fort petite,
mais très-multipliés, où les substances végétales
circonvoisines sont macérées, décomposées (1)
et leurs produits volatilisés, cause dans l'air
d'une corruption qui va engendrer la fièvre intermittente. Ces miasmes végétaux ont aussi été
indiqués par les auteurs comme cause de cette
maladie.

Mais il est encore une autre cause plus active,
plus efficace de ces altérations, spéciale à ce pays,
ignorée jusqu'alors et qui appartient directement
à ma propre observation. Je veux parler d'une
altération artificielle qu'éprouvent les eaux po-
tables de ce pays.

Les eaux de ce département, au moment où
elles surgissent de terre réduites à l'état de pureté
de l'eau distillée (2), s'imprègnent, au contact de

____

(1) J'ai fait faire des coupes et des tranchées dans un très-grand
nombre de ces terrains marécageux. Cette opération m'a toujours
mis en évidence une quantité plus ou moins considérable de terre
noire, mélange de tourbe, d'argile et de silice. La présence de la
tourbe est une preuve positive de la décomposition végétale.

(2) Cette assertion résulte d'expériences faites sur les eaux de ce
département. J'en ai recueilli à toutes les sources : dans la Corrèze,
dans des puits, dans des réservoirs, dans des fontaines. Et voici le
résultat des analyses : L'eau de la Corrèze, prise dans la ville de
Tulle, a fourni un très-léger précipité calcaire; celle prise au-dessus
de la ville, dans la même rivière, a présenté la pureté de l'eau

l'air, de particules de ce principe aérien qui leur communique une saveur agréable ; leur passage sur des plans très-étendus de roches quartzeuses leur donne de la limpidité et de la fraîcheur. Toutes ces qualités réunies en font des eaux éminemment sapides qui justifient l'excellente réputation dont jouissent les eaux de montagne ; mais les habitans de ce pays, en les recueillant, leur impriment la corruption. Dans ce pays, où l'impureté de l'argile et peut-être l'imperfection de la cuite ne donnent que de mauvaises terres cuites, friables,

---

distillée. La différence de ces deux expériences sur des eaux appartenant à la même rivière, et prises à une si petite distance l'une de l'autre, s'explique par la circonstance accidentelle de la présence de la ville, où des murs, bâtis à pierre et à chaux, encaissant la rivière, abandonnent à la dissolution de l'eau qui baigne ces murs une portion de la chaux qu'ils contiennent.

Parmi les eaux de puits, j'ai obtenu les mêmes différences d'analyse que pour les eaux de la Corrèze, et l'observation m'a appris à appliquer à ces différences les mêmes explications que plus haut. En effet, ayant pénétré dans les puits producteurs de ces eaux, j'ai reconnu que ceux dont les eaux précipitaient en blanc étaient construits à pierre et à chaux, tandis que ceux dont les eaux étaient d'une pureté absolue, étaient simplement construits en pierre sèche.

Les eaux de réservoirs et de fontaines m'ont présenté des diffé-. rences d'analyse semblables à celles des eaux de rivière et de puits, différences que je me suis assuré tenir aux mêmes causes.

De ces analyses multipliées et des observations qui les ont suivies, j'ai conclu que les eaux de ce pays étaient à l'état de pureté de l'eau distillée, ce que j'avais pressenti avant de commencer mes analyses, par la considération géologique de la présence presque exclusive de l'alumine, de la silice et des oxides de fer dans la composition des roches de ce pays ; j'en excepte la partie extrême méridionale du département, dont les roches contiennent du sous-carbonate de chaux.

et où la pauvreté du sol rend parcimonieux sur l'emploi du fer, on ne conduit les eaux qu'avec des tuyaux de bois, substance complexe composée de principe ligneux et de matière colorante, principes insipides et insolubles dans l'eau; de sucs résineux, principes également insolubles dans l'eau; de sels qu'elle dissout; de tannin qu'elle dissout aussi, ainsi que ces autres principes du bois, la gomme, le mucilage et l'albumine, susceptibles de passer à la putréfaction sous l'influence de l'air et d'une température humide.

Or, examinons maintenant avec détails les phénomènes produits dans ces tuyaux de matière altérable, pendant qu'ils sont traversés par l'eau, matière altérante.

Lorsque le jet d'eau est abondant sans interruption, et que sa colonne occupe complétement la colonne évidée du tuyau, les phénomènes suivans s'observent : tous les principes du bois, moins le ligneux, sont successivement entraînés par l'eau, soit à l'état de dissolution, soit à l'état de suspension, et se mêlent à ses molécules; le principe ligneux lui-même, dont les mailles retenaient toutes ces substances, devenu altérable par cette émission, se convertit en une matière noire, moisie, *la lignite*, que la percussion de l'eau enlève par petits fragmens. Cet ensemble de phénomènes s'observe très-bien dans les vieux tuyaux. J'ai fait exhumer grand nombre de ces tuyaux qui étaient pour moi d'un intérêt spécial dans la série

des recherchés qu'a nécessitées ce Mémoire. On
en a extrait de tous les âges, de toutes les conditions possibles de situation. Parmi ceux dont toute
la capacité était occupée par le jet d'eau, les vieux
ont présenté à l'intérieur, suivant une épaisseur
relative à leur âge, le principe ligneux séparé de
tous les autres principes qui y étaient associés,
converti en lignite, substance d'une odeur infecte
et d'une saveur nauséabonde, tandis qu'à l'extérieur l'action de l'eau n'ayant pas été si active,
si macérante, le principe ligneux se rencontrait
sans altération, dégagé des autres principes du
bois, pur, sans mélange, d'un blanc parfait, léger
après dessication, inodore, insipide, susceptible
de se réduire en une pâte fine et d'un beau blanc,
propre à faire du papier. Les jeunes ne présen-
taient à l'intérieur qu'une légère couche de lignite,
exempte des autres principes du bois que la dissolution et la suspension avaient enlevés. Au-des-
sous de cette couche se trouvait le bois dans toute
sa pureté et composition naturelles.

Dans cette première hypothèse, l'on voit l'eau
recevoir des principes étrangers qui doivent exercer
une modification réelle sur sa nature. Cet effet est
très-sensible pour le goût et l'estomac; ces eaux sont
fades, molles, lourdes, nauséabondes, causent
des éructations et laissent dans la bouche une sen-
sation désagréable qui se prolonge long-temps.
L'on concevra, je pense, facilement qu'une boisson
aussi offensive pour le goût et l'estomac puisse ne

pas être sans des inconvéniens marqués pour la santé.

Quand, au contraire, le jet d'eau ne suffit pas pour occuper tout le cylindre évidé du tuyau, l'air s'empare des autres parties délaissées de cette capacité; sous son influence, les principes gommeux, mucilagineux et albumineux de ces parties du tuyau se putréfient, et les produits de ce phénomène sont reçus par l'eau aux molécules de laquelle ils s'incorporent; après leur émission, il se forme une couche de lignite où viennent germer et se développer des algues de couleur cendrée, sous forme de couenne, qui s'étend sur un espace plus ou moins considérable; ces algues se dessinent quelquefois par plaques séparées, à la façon des lichens; on y remarque leurs nervures, leurs contours dentelés. Ces êtres végétaux, d'une saveur amère, nauséabonde, vivent, meurent, abandonnant à l'eau les produits de leur décomposition qui sont pour elle une nouvelle occasion d'infection. L'autre partie du cylindre évidé du tuyau qui est occupée par l'eau se comporte comme nous l'avons dit précédemment.

Dans cette seconde hypothèse, l'eau acquiert de nouveaux élémens d'infection, et ces progrès croissans d'impureté rendent également croissantes les occasions de maladie.

Mais ce n'est pas seulement dans leur transmission d'un lieu à un autre par des tuyaux de bois que les eaux s'altèrent. Dans ce pays, dénué de

la pierre calcaire et qui ne connaît que la cons-
truction dispendieuse d'un quartz très-dur, l'on
ne fait en aucun lieu du pays de maçonnerie aux
fontaines. Pour les préserver des éboulemens des
terres environnantes et des impuretés qui pour-
raient y tomber, on les encaisse dans une pièce
de bois cylindrique, qui n'est autre chose qu'un
tronc d'arbre qui s'est naturellement perforé par
l'action du temps. Dans cette hypothèse, l'infection de l'eau est beaucoup plus complète que dans
les hypothèses précédentes, et on le conçoit aisé-
ment par la considération de l'eau stagnante de ces
fontaines qui s'imprègne davantage des produits
de la décomposition du bois, et par celle de l'influence plus active de l'air libre et de l'action de la
lumière. Ces caisses cylindriques sont couvertes
en-dedans d'une couche d'algues couenneux, ver-
dâtres, qui germent sur une couche plus ou moins
épaisse de lignite ; ils sont d'une odeur infecte,
d'une saveur nauséabonde. J'ai voulu expérimenter
sur cette matière végétale ; à cette intention, j'en
ai ramassé une certaine quantité en raclant avec
la lame d'un couteau la surface intérieure de ces
caisses. La substance récoltée, produit de ces algues
et de lignite, formait une bouillie visqueuse d'un
verd foncé, infecte ; elle était d'une saveur amère et
nauséabonde : son goût se conservait long-temps.
Cette substance a été desséchée, et je l'ai fait avaler
à plusieurs chiens avec des matières alimentaires
pour en masquer la saveur, aux doses d'un gros,

de deux gros ; tous, sans exception, une demi-heure ou une heure après, ont été pris de baillemens, de tiraillemens, et d'efforts de vomissement qui se sont terminés par l'éjection par le haut de la substance de l'expérience mélangée aux matières alimentaires : l'ensemble avait éprouvé un commencement d'altération de la part de la bile.

Les vases de bois, connus sous le nom de séaux, et les gaudets de même matière, dont l'usage est exclusif à la campagne, sont encore une nouvelle occasion d'infection pour l'eau, par la formation de la lignite sur toutes les parties de leur surface en contact avec l'eau.

Le fait de la décomposition du bois comme cause de maladie n'est pas nouveau en médecine : il est dès long-temps consigné dans les annales de la médecine navale. L'on sait, en effet, que les équipages qui, à raison d'une longue navigation ou d'autres causes, ne peuvent pas renouveler leurs eaux qui s'altèrent dans les tonneaux de bois où elles sont en dépôt, sont décimés par le dépérissement et la mortalité.

C'est encore un fait reçu en médecine que les riverains des masses d'eau stagnantes sont exposés à la fièvre intermittente sous l'influence des substances que volatilisent les matières végétales en décomposition dans ces eaux ; pourquoi ces mêmes principes en dissolution dans l'eau potable qui est injérée à chaque instant dans l'estomac, ne produiraient-ils pas la fièvre intermittente? Les causes sont semblables, pourquoi les effets ne le seraient-ils pas?

Mais entrons dans une voie plus directe de démonstration; prouvons ostensiblement, par des faits prochains, que cette impureté des eaux produit une maladie, et que cette maladie est la fièvre intermittente.

Qu'on examine, en effet, les différens points de ce pays sous le rapport de la provenance des eaux et des maladies régnantes dans ces mêmes lieux, et l'on acquerra la certitude que là où les eaux sont extraites des puits (et on en trouve quelques-uns à la campagne, en plus grand nombre à la ville), la fièvre intermittente est ignorée ou infiniment rare; que là, au contraire, où les eaux arrivent par des tuyaux de bois, la fièvre intermittente est plus commune et en raison de la circonstance du moindre volume de la colonne de liquide qui traverse le canal ligneux; et qu'enfin, là où les eaux sont déposées dans un cylindre de bois, elles sont très-multipliées et plus difficiles à céder que partout ailleurs : gradation d'effets relative à la gradation des causes.

J'ai parcouru, dans cette intention d'observation, grand nombre de lieux habités de ce département; j'ai vu non-seulement la fièvre intermittente exister presqu'exclusivement au voisinage des eaux impures, mais bien plus, les fébricitans, dans un déplacement de domicile assez ordinaire

parmi les gens de la campagne, améliorer leur
santé dans le voisinage des eaux pures, et finir par
guérir complétement.

Dans le lieu où j'écris ce Mémoire, la fièvre intermittente était presqu'inconnue, il y a 4 ou 5 ans.
Les habitans de l'endroit prenaient alors leur eau
dans une source murée existant au haut du hameau.
La découverte faite par ma famille d'une source
abondante qu'elle a conduite avec des tuyaux de
bois autour de son habitation, ayant fourni des
prises d'eau plus abondantes et plus commodes,
cette eau est devenue l'eau de consommation de
toute la partie basse du hameau ; eh bien ! depuis
ce temps aussi, on a connu la fièvre intermittente
dans ce hameau : tous les ans on y compte des
fébricitans. L'année dernière, à mon arrivée, j'y
rencontrai plusieurs enfans atteints de fièvre intermittente ; ils sont guéris maintenant. Cette
année, une femme adulte en a été frappée et a péri
dans l'espace de deux mois, dans un état de leuco-
plegmatie générale. Un homme adulte en est atteint dans ce moment; il languit depuis trois mois:
ses traits et sa couleur présentent les signes d'une
altération profonde.

Par cette exposition nouvelle de la cause des
fièvres intermittentes dans ce pays, l'on conçoit
très-bien leur plus grand nombre en automne.
Cette époque est, en effet, de toutes celles de l'année, celle qui favorise le plus les décompositions
végétales et animales, à cause de sa température

chaude humide ; on sait que cette saison voit ré-
gner les maladies épidémiques et contagieuses dans
les pays qui sont leurs foyers. C'est ainsi qu'en
hyver la température froide, paralysant les décompositions végétales, les fièvres intermittentes diminuent, pour recommencer au printemps, où
une température analogue à celle de l'automne
doit donner des effets analogues, et s'appaiser en
été, où la température sèche favorise moins la
décomposition des matières organiques.

Il me reste à dire encore pourquoi la fièvre intermittente est plus commune à la campagne qu'à
la ville. Cette différence, lorsqu'on considère les
circonstances de la conduite des eaux, de la température et des localités qui sont les mêmes à la
ville qu'à la campagne, semble faire objection à
mon système d'explication de la cause de la fièvre
intermittente dans ce pays ; mais cette objection
n'est qu'apparente et tombe devant les raisons
suivantes :

L'usage des fontaines publiques recevant leurs
eaux par des tuyaux de bois n'est pas exclusif dans
les villes, tant s'en faut ; beaucoup de maisons
sont pourvues de puits où, par habitude constante,
ou bien par une nécessité souvent répétée, à l'occasion des réparations fréquentes de ces tuyaux
destructibles, l'on va puiser l'eau nécessaire à la
consommation.

L'entretien meilleur des conduites d'eau dans les
villes où les réparations sont presque journalières,

y maintient une plus grande propreté que dans les conduites d'eau plus négligées des campagnes.

L'on ignore dans les villes ces dépôts d'eau, où l'eau, encaissée dans un cylindre de bois, est susceptible d'une très-grande corruption. Au lieu de seaux de bois, l'on se sert généralement à la ville de seaux de cuivre étamés.

L'usage du vin est général à la ville; son usage même est exclusif pour un très-grand nombre d'individus, à cause de la médiocrité de son prix, à la différence des gens de campagne qui tous, à des exceptions infiniment petites, ne boivent que de l'eau et dans des quantités considérables pour réparer les pertes aqueuses d'une respiration cutanée rendue très-abondante par des efforts musculaires excessifs.

De plus, l'habitant des villes, occupé à des travaux pour la plupart sédentaires, abrité dans des appartemens clos et chauffés, est partout moins exposé à l'action de l'humidité froide.

Par la présentation de ces considérations nombreuses, s'explique très-bien la différence du nombre des fièvres intermittentes des campagnes à celui des villes, et l'on voit que les eaux sont la donnée la plus importante pour motiver cette différence.

De l'ensemble des faits nombreux exposés dans cette seconde partie de mon Mémoire, de l'ensemble des raisonnemens qui les apprécient, qui les discutent, je me crois en droit de tirer les conclusions suivantes :

Que les fièvres intermittentes, si communes dans le département de la Corrèze, s'y développent sous l'influence de la corruption artificielle des eaux, agent principal de ces maladies;

Que ces mêmes maladies reconnaissent encore pour cause l'humidité de l'air et le miasme marécageux, agens secondaires de cette altération.

Des moyens de s'opposer à la production des fièvres intermittentes.

Que feront le quinquina et ses préparations diverses, les amers, les aromatiques et toutes ces autres pièces nombreuses de l'arsenal des fièvres intermittentes? Que feront toutes ces ressources de l'art médical contre les fièvres intermittentes, même entre les mains d'un médecin éclairé, d'un médecin physiologiste, qui ne se servira jamais de ces modificateurs énergiques qu'après avoir interrogé l'état des surfaces muqueuses intestinales, primitivement ou secondairement affectées dans ces fièvres? Que feront-ils, je le demande encore une fois, contre un mal dont la cause latente, cause active et sans cesse agissante, est à-la-fois dans l'air que respire le malade, dans ce même principe qui le comprime de toute part en l'affectant par sa qualité d'humidité, dans l'eau qu'il injère si souvent dans son estomac, dans cette

même eau servant de véhicule à la substance médi-
camenteuse, chargée d'aller combattre la maladie?
Peu de chose, il faut le dire !

Sublatâ causâ, tollitur effectus. Commençons
donc par enlever cette cause que nous avons re-
connue dans la seconde partie de ce Mémoire.

Disons aux administrateurs chargés de la police
sanitaire du département, que cette conduite des
eaux par des tuyaux de bois, substance végétale
altérable, est une occasion d'impureté pour ces
eaux ; que cette impureté est la cause principale
de ces fièvres intermittentes nombreuses, plus ou
moins pernicieuses, qui vont chercher leurs victimes et dans les villes et dans les campagnes ; qu'il
est nécessaire , indispensable de remplacer ces
tuyaux de matière altérable par des tuyaux de
matière inaltérable, ou bien de faire construire
des puits assez considérables, assez multipliés pour
suffire aux besoins des consommateurs.

A cette proposition de prendre l'eau potable
dans des puits, j'entends la voix du préjugé s'élever
pour nous dire que les eaux de puits sont sans
saveur, crues, dures, pesantes ; qu'elles ne cuisent
pas les légumes, qu'elles ne dissolvent pas le savon.
Sous ces paroles diverses, le préjugé veut dire que
ces eaux ne sont pas imprégnées d'air, principe
savoureux de l'eau, et qu'elles tiennent en dissolution une quantité considerable de sels à base calcaire, tels que sulfate, hydrochlorate de chaux.
Oui, j'admets comme un fait que les eaux de puits

sur les terres à base calcaire sont saturées de ces sels qui les rendent insipides, dures et indigestes, impropres à cuire les légumes et à dissoudre le savon ; mais sur les surfaces à base quartzeuse, et c'est là la condition des terres de ce pays, le fait ne peut pas exister : comment, en effet, ces eaux s'empareraient-elles de ces sels, lorsque nulle part elles ne se trouvent en contact avec eux ? Au reste, l'expérience est là juge souverain, et libre à chacun de la faire et de reconnaître que les eaux de puits de ce pays sont exemptes de toutes molécules calcaires, à moins de circonstances accidentelles (1). Mais abandonnons ce point de discussion suffisamment éclairci. Les eaux de puits ne contiennent point de principe aérien ! Erreur; elles en contiennent et doivent en contenir, puisqu'incessamment leur surface est en contact avec ce fluide; elles en contiennent et en plus grande quantité que l'eau des fontaines circulant dans les tuyaux de bois, où elle est bien moins exposée à l'influence de ce fluide. Pour conclure : les eaux de puits de ce pays sont fraîches, limpides, savoureuses, légères, toutes qualités qui constituent les bonnes eaux.

Sans doute que l'on sera surpris de ne pas nous voir proposer comme eau potable l'eau de rivière, cette eau si généralement pure, si abondamment imprégnée d'air, et que, pour ces qualités,

---

(1) Dont nous avons rendu compte dans la seconde partie de ce Mémoire.

agréables et salubres, on recherche ailleurs, à l'exclusion de toute autre.

Disons-le encore une fois : il ne faut jamais appliquer les propriétés connues d'un pays à l'estimation des propriétés inconnues d'un autre. Ne jugeons jamais les choses que par une observation directe et spéciale à elles. Les eaux courantes de ce pays, en contact presque continuel avec les végétaux sur une grande partie de la surface du département couverte de prairies qu'elles arrosent, réceptacle des feuilles, parties mobiles des arbres nombreux qui couvrent presque toute la superficie du sol, dissolvent assez abondamment de parties végétales pour en contracter une saveur fade, désagréable. Bien long-temps avant que je m'occupasse de la rédaction de ce Mémoire, j'avais fait la remarque que les bassins d'eau formés par les écluses, où j'allais me baigner, sous la percussion de mes membres dans l'action de nager, produisaient à la surface de leurs eaux une série de bulles albumineuses, proportionnée à la durée et à l'énergie de mes mouvemens.

Cette présence de principes végétaux dans l'eau qui tendent incessamment à se décomposer, n'a pas seulement l'inconvénient de lui donner une saveur fade ; ces principes, quoique très-divisés comme cause d'impureté, ne doivent pas être sans inconvénient pour la santé. Par cette double considération, les eaux de rivière de ce pays sont impropres à faire une bonne boisson, à moins d'être mises en consommation l'hyver, où le froid et l'absence de la végétation écartent ces occasions d'altération pour l'eau.

Les habitans des campagnes, indépendamment de la suppression des conduites d'eau par des tuyaux de bois, détruiront ces fontaines murées en bois, où les eaux acquièrent une insalubrité excessive. Ils renonceront également à se servir de ces seaux de bois et des gaudets de même matière qui sont une source partielle d'altération pour l'eau.

Il importera à tous les habitans de ce pays, spécialement à ceux des vallons, localités plus humides que les plans élevés du sol, de se garantir contre l'atteinte de l'humidité par de bons vêtemens qui s'imprègnent difficilement d'eau, tels que ceux de laine. Ils s'efforceront également de préserver leurs habitations de l'action de l'humidité; et cette dernière recommandation intéresse spécialement les habitans de la campagne dont les habitations sont l'image de la malpropreté et du désordre les plus dégoûtans, où l'air arrive de toutes parts par les toits, les murs, les fenêtres, les portes, et dont le sol, presque toujours d'un plan inférieur à celui du terrein extérieur, est abreuvé d'eau qui lui arrive du plan exhaussé du dehors.

Quant aux marais, il conviendra de rectifier ces directions trop forcées données à l'eau, qui en sont une des causes; et lorsque leur existence tiendra à la disposition trop encaissée des lieux,

il faudra alors avoir recours à des tranchées profondes qui donneront à l'eau un cours nécessaire
à la salubrité de l'air.

Voilà la méthode pour combattre prophylac-
tiquement ou hygiéniquement la fièvre intermittente de ce département : passons maintenant à la
thérapeutique de cette maladie.

Le jour qu'a jeté la doctrine physiologique sur
la science médicale a lui aussi pour les fièvres
intermittentes. Nul doute que les surfaces muqueuses intestinales ne soient primitivement ou
secondairement affectées dans cette maladie ; partant de cette idée, le médecin commencera par
étudier l'état d'irritation de ces surfaces ; il sous-
traira le malade à l'action de l'eau impure,
de l'humidité aérienne, ou du miasme marécageux, suivant qu'il y aura lieu ; puis, au
moment de la période de chaleur, il fera appliquer sur la région épigastrique, et sur d'autres
régions, s'il y a plusieurs foyers d'irritation, des
sangsues, dans un nombre proportionné au degré
de l'inflammation et aux forces du sujet. Ces ap-
plications de sangsues seront accompagnées de
toutes les autres pratiques accessoires du traitement antiphlogistique. Les fièvres intermittentes
débutantes céderont en grand nombre à cette médication. Quand elle sera sans succès une première
fois, on la recommencera une seconde ; si elle est
encore impuissante, il y aura alors indication mar-
quée de recourir aux fébrifuges amers qui doivent

être donnés dans les momens d'apyrexie, tout en ayant égard à l'état de l'irritation intestinale, aux forces, au tempérament du sujet. Le fébrifuge amer, secondé par le traitement antiphlogistique qui l'aura précédé, réussira presque toujours.

C'est à l'absence de ce traitement physiologique des fièvres intermittentes, et à l'ignorance des moyens hygiéniques qui doivent l'accompagner, que sont dues ces fièvres intermittentes graves, pernicieuses, qui font des victimes si nombreuses dans ce pays.